LA RAGE

DEUX JOURS CHEZ M. PASTEUR

CONFÉRENCE

Faite à l'Académie de Clermont, le 24 mars 1886

PAR

LE Dr G.-E. FREDET

Professeur suppléant à l'École de médecine de Clermont
Médecin de l'Hôpital général de Clermont
Officier de l'Instruction publique

CLERMONT-FERRAND
TYPOGRAPHIE ET LITHOGRAPHIE G. MONT-LOUIS
Rue Barbançon, 2
1886

LA RAGE

DEUX JOURS CHEZ M. PASTEUR

CONFÉRENCE

Faite à l'Académie de Clermont, le 24 mars 1886

PAR

LE Dr G.-E. FREDET

Professeur suppléant à l'École de médecine de Clermont
Médecin de l'Hôpital général de Clermont
Officier de l'Instruction publique

CLERMONT-FERRAND
TYPOGRAPHIE ET LITHOGRAPHIE G. MONT-LOUIS
Rue Barbançon, 2
1886

LA RAGE

DEUX JOURS CHEZ M. PASTEUR

MESDAMES, MESSIEURS,

La vie, dit-on, est faite de contrastes. Aussi bien, cette maxime peut s'appliquer à nos conférences hebdomadaires; car, si vous vous le rappelez, l'année dernière, à pareille époque, je vous emmenai avec moi à travers les landes vertes et les bruyères fleuries de l'Ecosse, dans cette noble ville d'Edimbourg où l'on s'apprêtait à célébrer le tercentenaire de son Université. Là ce n'étaient que longs banquets, bals entraînants, cérémonies pompeuses dignes du moyen âge, fêtes du cœur et de l'esprit, et c'est quelque peu grisé par la capiteuse atmosphère que nous y avions respirée que nous venions ici, à cette même place, évoquer avec vous le souvenir de cette vision, hélas! trop tôt disparue.

Et cette année où vous mènerai-je? Dans une maison aux murs froids et sévères, dans une maison pleine de silence et d'ombre, où l'on travaille sans bruit, et d'où l'on sort réconforté, plein d'admiration pour ce génie de l'homme, cette empreinte divine, plein de foi et d'espérance dans l'avenir. Je veux vous mener dans le laboratoire de M. Pasteur.

Mais, avant de vous y conduire, faut-il vous dire l'objet de notre réunion de ce soir.

J'ai l'intention de vous entretenir de ce mal épouvantable qu'on appelle la rage, mal aussi ancien que le monde et qui a frappé l'homme et les animaux dans leurs premières générations; mal qui a acquis un regain d'actualité, grâce aux travaux de notre illustre compatriote M. Pasteur.

La rage, dont le nom seul fait trembler d'effroi, qui est considérée comme une calamité publique dont l'autorité a le devoir de prévenir et d'atténuer les dangers.

Comment justifier l'impression de terreur que l'idée de la rage exerce sur nos esprits? C'est que la rage est une maladie qui ne laisse aucune espérance. Quiconque en est atteint est infailliblement destiné à périr, et la mort qui le saisit ne s'en empare qu'avec une certaine lenteur, en lui laissant intactes toutes les facultés de son intelligence. On se voit mourir.

En second lieu, l'inoculation de la rage condamne ceux qui l'ont subie aux plus terribles attentes et, pendant de longs jours, les malheureux qui sont conscients de leur état ne restent plus maîtres de leur esprit. Un seul souvenir s'est emparé d'eux, toujours nouveau et toujours ravivé : c'est celui de la morsure reçue ; une seule pensée les préoccupe : c'est celle de l'avenir qu'ils se croient fatalement réservé ; ils passent des nuits sans sommeil et des jours sans espoir, victimes d'eux-mêmes et faisant des victimes de ceux qui les entourent, qui partagent leurs souffrances morales et ne savent où trouver l'espérance et les consolations pour les sauver de leurs terreurs et se rassurer eux-mêmes.

Elle transforme le malheureux qui en a reçu le germe en une sorte de condamné à mort dont la date du supplice est incertaine — et quel supplice ! — Quiconque en a été le témoin en garde longtemps le souvenir ou plutôt ce souvenir ne s'efface plus de l'esprit.

Qu'est-ce que c'est donc que la rage?

La rage est une maladie virulente naissant spontanément ou par inoculation chez certains animaux, comme le chien, le chat, le renard et le loup, se transmettant par morsure à la plupart des animaux et à l'homme lui-même.

Mais qu'est-ce qu'une maladie virulente?... Une maladie virulente, — et je répondrai ici comme le candidat-médecin du *Malade imaginaire*, — une maladie virulente est une maladie produite par un virus. Sans doute, l'opium fait dormir, parce qu'il a une vertu dormitive. — Mais, me demanderez-vous alors, qu'est-ce qu'un virus? Là, je suis obligé de vous répondre et de vous dire qu'on entend par *virus* un principe vivant, liquide ou non, qui, transmis par inoculation aux animaux ou à l'homme, détermine, après un certain temps qu'il est convenu d'appeler *période d'incubation*, une maladie absolument semblable et identique à celle d'où il a été tiré, dont il est le produit. Voulez-vous un exemple? Regardons autour de nous. Quand sur la pointe d'une lancette ou d'une aiguille nous prenons ce liquide transparent et légèrement jaunâtre qu'on appelle le vaccin, et que nous l'introduisons sous la peau de nos babys pour les empêcher de contracter la variole, nous leur inoculons un virus, le virus-vaccin; nous déterminons une maladie virulente, la vaccine; et ce n'est que quelques jours après l'inoculation que nous voyons apparaître d'abord comme une pointe d'aiguille, puis une tête d'épingle, puis enfin un bouton vaccinal entièrement semblable à celui dont on a cueilli le virus.

C'est donc un des caractères essentiels du virus de reproduire une maladie identique à celle dont il est le fils et après une période d'incubation, période pendant laquelle, comme son nom l'indique, le mal couve comme le feu sous la cendre, sans manifester sa présence par aucun signe apparent, pendant un temps qui varie avec chaque maladie virulente. C'est ce qui différencie le virus des venins et des poisons qui agissent rapidement et dont l'inoculation se borne à désorganiser plus ou moins profondément l'économie sans s'y reproduire et y pulluler.

Il y a un grand nombre de maladies virulentes, et les découvertes de Pasteur tendent à en élargir le cadre. Qu'il me suffise de vous en citer quelques-unes auxquelles est attaché le nom de Pasteur : c'est le charbon, c'est le rouget du porc, c'est le choléra des poules, c'est la morve, le farcin, et dans les maladies humaines : la rougeole, la scarlatine, la diphthérie, la variole et bien d'autres que je ne puis vous citer ici.

Dans toutes il y a une période d'incubation qui varie avec chaque maladie virulente, période d'incubation dont la durée est généralement connue et presque mathématique, sauf peut-être pour la rage dont la période d'incubation n'offre pas la précision des autres maladies virulentes. C'est dans la rage, en effet, que l'on voit le plus d'écart dans l'incubation du mal.

Nous voilà donc fixés sur le sens des mots : maladie virulente, virus, période d'incubation. Il était nécessaire de vous donner à grands traits ces indications pour comprendre ce qui va suivre.

Je vais maintenant vous faire rapidement la description de la rage chez le chien, puis chez l'homme, pour arriver à la partie capitale de notre sujet, c'est-à-dire le traitement prophylactique de la rage et la méthode pastorienne.

Forcément, je laisserai dans l'ombre et j'omettrai à dessein certains détails fort utiles sans doute pour ceux qui veulent étudier à fond la rage, mais que le temps limité dont je dispose ne me permet pas de vous énumérer.

Parlons d'abord de la rage chez le chien.

LA RAGE CHEZ LE CHIEN.

Ce n'est pas lorsque le chien court les rues, se jetant sur les hommes et les animaux qu'il rencontre et qu'il les mord à belles dents, qu'il est difficile de reconnaître la rage; aussi n'est-ce pas sur cette dernière période de la rage que je veux insister, mais bien sur la période initiale, ce que nous appelons la période prodromique, les débuts de la rage. En le faisant, je crois pouvoir vous être utile, car un des meilleurs moyens de prévenir la rage est d'en bien connaître les symptômes initiaux, alors que l'animal se connaît encore, que le sentiment affectueux est encore vivace, qu'il se montre caressant, et perfide sans le savoir, qu'il se livre à des lèchements dangereux pour son maître, car à cette date la bave est déjà virulente.

Voilà ce qu'ignorent la plupart des personnes qui possèdent des chiens, et voilà ce dont il faudrait qu'elles soient pénétrées. Prévenues, le danger serait nul, et, dès l'apparition des signes précurseurs, on attacherait le chien et on l'empêcherait d'aller exercer ses fureurs au loin.

Le meilleur préservatif de la rage serait sans doute de supprimer les chiens; mais puisque c'est impossible, c'est donc d'en bien connaître les symptômes chez le chien, qui est le plus grand propagateur de ce mal redoutable.

Dans la période initiale, nous observons un changement d'humeur de l'animal. Il devient triste, sombre, taciturne; il cherche à s'isoler, il fuit la lumière, va se cacher dans les coins les plus reculés de la maison; puis il est pris d'une agitation perpétuelle, il ne peut pas rester en place.

Cette agitation continuelle est un symptôme d'une grande importance, surtout si l'animal a de la tendance à *lécher les objets froids*.

Puis il est pris d'hallucinations, se dresse tout à coup, se lance devant lui, mord dans l'air comme pour attraper les mouches, se précipite furieux contre les murs, voyant sans doute un ennemi imaginaire. A ce moment, la voix du maître peut encore le faire sortir de ce délire passager.

Les sentiments affectueux grandissent et s'exagèrent : ce sont des démonstrations sans fin de reconnaissance pour les soins dont on l'entoure, comme le prouvent les lèchements sur les mains et sur le visage. Ce sont là de perfides caresses, car, tout aussi sûrement que les morsures, elles peuvent inoculer la rage.

De là vient une confiance et une incrédulité dont sont victimes trop souvent ceux qui possèdent un chien, le plus sûr des amis pour l'homme, comme aussi son ennemi le plus traître et le plus cruel lorsqu'il est égaré par le délire rabique.

Quand vous soupçonnerez votre chien de la rage, je vous engage à lui faire subir l'épreuve suivante : présentez-lui une canne, un bâton ; quand il saute dessus et le mord avec avidité, méfiez-vous, il est très-probable que votre chien est enragé.

Le chien enragé n'est pas hydrophobe, comme tout le monde le croit à tort, et c'est une illusion que je tiens à vous enlever. Il n'a pas horreur de l'eau, et la meilleure preuve c'est qu'il boit, c'est qu'il lape avidement le liquide qu'on lui présente ; vers la fin cependant il essaie encore de boire et *il mord l'eau.*

Le chien enragé a si peu l'hydrophobie (horreur de l'eau), qu'il traverse à la nage les ruisseaux et les rivières pour se jeter sur des troupeaux de bœufs ou de moutons qui paissent sur l'autre rive.

L'hydrophobie, — et je m'en explique ici une bonne fois — qu'on a le tort d'employer comme synonyme de la rage, n'existe pas chez le chien. C'est un symptôme spécial à la rage de l'homme, et cependant on peut être hydrophobe sans être enragé, comme je le démontrerai plus loin.

Mais le mal fait des progrès, — l'appétit se déprave ; on voit l'animal saisir, déchirer avec ses dents et avaler une foule de corps absolument étrangers à l'alimentation : ce sont les tapis, les rideaux, le bois, le gazon, la terre, des pierres, du verre, du foin, de la paille, etc..... Si bien que, quand on fait l'autopsie d'un chien mort de la rage, on observe dans son estomac une foule de substances disparates et tout étonnées de se trouver ensemble.

Mais *c'est l'aboiement* du chien malade qui est tout à fait caractéristique, si caractéristique que, rien qu'à l'entendre, on peut affirmer à coup sûr la présence d'un chien enragé. Il suffit d'avoir entendu une seule fois ce hurlement pour toujours s'en souvenir.

L'aboiement du chien est modifié dans son timbre et dans son mode. Il est rauque, voilé et, à un premier aboiement fait à pleine gueule, comme un chien courant donnant sur un lièvre, succède une série de 6 à 8 hurlements qui partent du fond de la gorge.

Ce qu'on ne peut rendre, c'est ce qu'il y a de lugubre et de sinistre dans les hurlements de la rage. L'homme qui les entend en reçoit une impression de terreur.

Un souvenir à ce propos, qui date déjà de loin : Deux élèves d'Alfort suivaient, un soir, pressant le pas — c'était un jour de sortie, et ils n'avaient que le temps d'arriver à l'Ecole avant la fermeture des portes — la grande rue de Charenton. Soudain, un aboiement étrange résonna dans la nuit.

— On dirait, fit l'un, le cri d'un chien enragé.

Ils s'arrêtèrent et tendirent l'oreille. Le sinistre hurlement recommença.

— Oui, répond l'autre, il n'y a pas à s'y tromper.

Et, sans se soucier de la salle de police qui les attend à leur rentrée, ils se dirigent, en hâte, vers la maison d'où semble partir le lugubre avertissement. Ils ont vite fait de réveiller ses hôtes et de les prévenir du danger qu'ils courent. Conduit, en effet, le lendemain matin, avec toute sorte de précautions, à la Clinique de l'Ecole, le chien fut reconnu enragé et abattu incontinent.

Mais un des signes les plus curieux de la rage, est l'action qu'exerce sur un chien qui en est affecté, la vue d'un animal de son espèce; il entre immédiatement en fureur, se précipite dessus et le roule.

Le chien constituerait donc ce qu'en chimie on appelle *un réactif*, et à l'aide duquel on peut déceler la rage.

Et, ce qu'il y a de plus bizarre, c'est que tous les animaux enragés, l'homme peut-être excepté, subissent la même impression à la vue d'un chien. On voit le bœuf, le cheval, l'âne enragés, se précipiter sur les chiens. Le mouton lui-même, le mouton dépouille sa pusillanimité naturelle et fond tête baissée sur le chien qui le garde et le met en fuite. — C'est de là, sans doute, qu'est venue cette expression de *mouton enragé*, qui s'applique, au figuré, aux hommes doux et débonnaires qui finissent par se fâcher très-fort, à être terribles quelquefois quand on les a molestés trop longtemps.

Mais le mal empire et entre dans une nouvelle phase. La rage devient furieuse. C'est alors que les yeux du chien, ces bons yeux, qui avaient fait dire à Toussenel, dans son « Esprit des bêtes », que ce qu'il y avait de meilleur dans l'homme, c'était le chien, ces yeux si pleins d'amour quand il les fixe sur son maître, d'où se dégagent des effluves de passion affectueuse, prennent une expression indéfinissable de tristesse sombre et de cruauté; ses pupilles larges et dilatées laissent échapper comme des lueurs fulgurantes; il est terrible à voir et on ne peut se défendre d'un sentiment d'effroi.

Dès qu'il vous aperçoit, il se lance sur vous, en poussant des hurlements, et s'il est enfermé dans une cage, il mord aux barreaux et y fait éclater ses dents.

Si le chien est libre dans nos demeures, c'est d'abord sur les animaux qu'il se jette ou sur les inconnus qui se présentent. A ce moment, il est pris d'un besoin impérieux, celui de s'échapper de la maison et de fuir au loin.

Une fois dehors, le chien enragé va droit devant lui, par les rue[illegible] chemins, mordant tous les animaux qu'il rencontre et l'homm[illegible]me. C'est une chance heureuse pour l'homme lorsqu'il a un ch[illegible]s de lui, car il lui sert réellement de palladium, et c'est sur so[illegible]ere que l'animal enragé se jette.

On se figure volontiers que le chien rabi[illegible] la tête basse et la queue pendante. C'est encore une illusion qu'il faut que je vous enlève! Au début de sa course, alors qu'il est violemment surexcité, le chien, au contraire, se précipite l'oreille haute, la queue en trompette, l'œil en feu, et ce n'est qu'après avoir erré longtemps à travers les champs et les chemins, mourant de soif, de faim et de fatigue, qu'on le voit alors la langue pendante, sèche, bleuâtre, couverte de poussière, l'œil terreux, la queue basse, et qu'il présente l'aspect d'un animal surmené, éreinté.

C'est alors qu'il se couche le long des routes, dans les fossés, et malheur au passant qui vient troubler son repos; il paye souvent de sa vie son imprudence ou sa commisération.

Défiez-vous donc des chiens que vous verrez ainsi couchés le long des routes; ne les réveillez pas et passez votre chemin.

Souvent, après deux ou trois jours de cette course folle, le chien, poussé par son instinct, revient à la maison. Ce sont alors des soins et des caresses au pauvre animal, comme à l'enfant prodigue. Le chien rend quelquefois caresse pour caresse, caresse fatale, ou vous mord. D'autres fois, le chien est atteint de paralysie de la mâchoire, la gueule est pendante, il fait peine à voir; alors les âmes compatissantes de s'écrier: Ah! le pauvre toutou! il étrangle, il doit avoir avalé un os de travers, tirons-le de son gosier; et alors d'introduire la main et les doigts dans l'arrière-gorge à la recherche d'un os qui n'existe pas, et l'on se fait entamer la peau par les dents où la bave pénètre dans quelque petite écorchure inaperçue, — et, deux mois après, on se réveille enragé.

C'est la forme qu'affecte la rage muette ou *rage mue*, tout aussi dangereuse que la rage vulgaire, appelée rage des rues, et qui n'en diffère que par la paralysie, qui est alors un phénomène de début dans la rage mue, tandis qu'elle annonce la terminaison fatale dans la rage des rues.

Mais, quelle qu'en soit la forme, la rage canine entraîne la mort de l'animal entre 1 et 10 jours, ordinairement entre le troisième ou le quatrième jour de l'éclosion et après une période d'incubation variant entre quarante et soixante jours.

Cette période d'incubation est donc incertaine et la prudence exige que l'on tienne les chiens soupçonnés en observation pendant plusieurs mois. Le mieux est encore de les abattre; car la vie d'un homme, sauf celle des malfaiteurs, pour qui on a les plus grands égards, est plus précieuse que celle de tous les chiens du monde.

Voilà sommairement ce qu'est la rage chez le chien. Il serait sans doute facile, au moyen de mesures répressives, de diminuer le nombre de chiens et par cela même de diminuer les chances de la contagion; j'ai bien mes idées à ce sujet, idées que je crois saines et bonnes mais que je n'ai pas le loisir de vous développer.

Mais ne serait-il pas grand temps que le fisc, qui se montre si âpre, si tenace, lorsqu'il s'agit de nos impositions habituelles, mit un peu plus d'ardeur à percevoir la taxe sur les chiens, taxe que je verrais augmenter sans déplaisir pour les chiens de luxe et d'appartement. Arriverait-on avec cela à équilibrer le budget? J'en doute. Mais on en serait quitte pour le consolider, —

et vous savez ce que consolider veut dire. Eh ! oui, Messieurs, je dois vingt francs que je ne peux pas payer ; j'en emprunte 80, cela fait 100 francs que je ne peux pas rembourser davantage. — Eh bien, cela s'appelle consolider une dette.

Pour tous ceux qui ont voyagé quelque peu, Clermont est une des villes du monde où l'on rencontre le plus grand nombre de chiens errants. Je me suis amusé quelquefois, en allant de chez moi à l'hôpital le matin, à les compter. J'en ai trouvé souvent 40 à 50 courant les rues, sans collier, chiens bâtards et sans race, couverts de boue et de vermine et vivant au jour le jour, comme de simples lazzaroni, se livrant des batailles homériques (*struggle for life*), comme disent les Anglais, autour des innombrables caisses de toute forme et de toute grandeur renfermant les résidus domestiques. Aussi, tout comme un gentilhomme campagnard, l'habitant de Clermont peut avoir sa petite meute, et sans que ça lui coûte rien.

Tout cela est plaisant assurément, mais cette abondance de chiens — qui n'est pas une abondance de biens — nuit et constitue un réel danger pour la sécurité publique.

RAGE HUMAINE.

Et maintenant que nous connaissons par ce rapide exposé, la rage chez le chien, abordons l'étude de la rage chez l'homme, car c'est là surtout le but de notre conférence.

La rage est une maladie virulente transmise à l'homme par morsure ou lèchements de chiens enragés, par morsure de loups, de renards ou de chats.

Neuf fois sur 10, l'inoculation du virus rabique est faite par le chien en France du moins ; mais en Allemagne et en Russie, au moment où je vous parle, beaucoup de personnes ont été mordues soit par des renards ou par des loups et la morsure faite par ces derniers animaux est beaucoup plus dangereuse que celle du chien.

Une fois inoculé à l'homme, le virus ne trahit sa présence par aucun signe, pendant un temps qui varie de quelques jours à plusieurs mois — c'est la période d'incubation — et lorsqu'éclatent les symptômes qui dévoilent son action, ceux-ci sont caractérisés par des troubles du système nerveux qui préside à la sensibilité, à la déglutition et à la respiration, par des spasmes et des convulsions paraissant par accès et qui entraînent la mort trois ou quatre jours après leur éclosion.

La contagion se fait par morsure directe ou par lèchement comme chez le chien. Il n'est pas difficile d'expliquer l'inoculation qui est faite par la dent de l'animal puisque cette dent toute imprégnée de la bave, de la salive où réside le virus, pénètre dans les tissus et fait passer le poison dans la circulation générale. Quant à la contagion par le lèchement, il faut pour cela qu'on soit porteur d'une érosion, d'une gerçure, d'une égratignure même minime, ce sera la porte ouverte au virus. Aussi serait-il dangereux de sucer une plaie empoisonnée avec des lèvres gercées, le danger n'existerait pas au contraire si la muqueuse est saine — et encore je ne puis l'affirmer pour certains vir. Quoi qu'il en soit, c'est une pratique bien ancienne, puisqu'au temps de C... n, d'après Plutarque, les troupes étaient suivies d'individus appelés Marse... ou Psylles et dont l'unique fonction était de sucer les plaies empoisonnées par les virus et les venins.

Il n'y a pas bien longtemps encore on pensait que la transmissibilité de la rage pouvait s'effectuer par l'atmosphère, et c'est à cette opinion qu'il faut faire remonter l'origine d'une coutume barbare qui a persisté jusqu'à nos jours, celle d'étouffer sous un matelas les malheureux atteints de la rage. Paulmier de Coutances, le Dr Patté, Virchow, le disent dans leurs écrits.

Mais avant d'aller plus loin, élucidons une question que l'on m'a posée souvent et que vous avez dû vous poser à vous-mêmes. L'homme atteint de la rage, peut-il transmettre la rage à son semblable par morsure? Sans aucun doute, si l'homme enragé mordait, car sa salive bien que moins virulente que celle du chien et du loup, l'est encore à un degré tel qu'on peut transmettre la rage humaine par inoculation à des animaux, comme l'ont démontré Breschet et Magendie.

Heureusement que l'homme enragé ne mord pas, pas plus que le lapin du reste. Mais il y a des hommes — je ne parle pas des femmes — qui quoique non rabiques, mordent à belles dents. Nos chroniques locales nous en fournissent souvent le récit, et ces sortes de plaies sont très-dangereuses. L'injection sous la peau de quelques grammes de salive humaine à des petits animaux, détermine une mort rapide.

Il est un point intéressant à élucider. Quelle est la proportion des individus qui deviennent enragés, après morsure faite par un chien rabique?

Des diverses statistiques que j'ai pu me procurer, statistiques administratives, faites sur l'instigation du Comité d'hygiène publique, j'extrais ce qui suit :

1° Sur 382 personnes mordues — 180 morts, soit 47 morts 0/0.

2° D'une autre statistique : sur 284 hommes mordus — 147 morts, soit 52 morts 0/0 ; — sur 112 femmes — 51 morts, soit 45 0/0.

Je crois que cette apparence d'immunité du beau sexe doit tenir à l'ampleur et à l'épaisseur des vêtements féminins.

Il est clair que si la dent du chien a à traverser des tissus épais, elle doit s'essuyer au passage, comme à une brosse et ne pas faire de plaie — alors on ne risque rien — ou s'introduire dans la peau avec peu ou pas de virus.

C'est ce qui fait que de toutes les morsures, les plus dangereuses sont celles qui atteignent les parties découvertes, les mains et surtout le visage.

D'après M. Leblanc, cette proportion ne serait pas exacte et ne serait que de 18 à 20 0/0. C'est celle que paraît admettre M. Pasteur dans sa dernière communication à l'Académie des sciences.

Mais voici un individu mordu par un animal enragé ; il aurait donc, d'après les statistiques les plus optimistes, une chance sur cinq, pour contracter la rage — je ne parle pas de la rage du loup — mais supposons que la fatalité l'ait touché, voyons ce qu'il va devenir et quel est l'avenir qui lui est réservé.

40, 50 jours se passent, sans que rien d'anormal surgisse, mais qu'il ait une émotion vive, qu'il éprouve un saisissement quelconque et la rage apparait. L'influence d'une émotion violente peut donc hâter l'invasion de la rage. Je pourrais vous en citer de nombreux exemples. Ce sont des relations dont l'importance a été exagérée qui ont fait soutenir à Bosquillon et à Gérard, sans oublier M. Guy de Maupassant que la rage n'existait pas et qu'elle n'était qu'une névrose convulsive provoquée par la terreur. Mon Dieu ! que cela ne vous étonne pas, on a bien nié la lumière et on a bien écrit un livre pour démontrer que Napoléon Ier n'avait jamais existé !

Mais l'accès de rage va faire explosion. Voyons quels en sont les symptômes.

Chez l'homme, la rage parcourt 3 périodes comme chez le chien d'ailleurs; la 1re est caractérisée par la mélancolie, la 2e par l'excitation et les spasmes des organes de la respiration et de la déglutition, la 3e à laquelle les malades n'arrivent que rarement, par la paralysie.

Ce sont les deux premières qui méritent toute notre attention.

Sur la fin de la période d'incubation, variant en *moyenne* de 40 à 60 jours, apparaissent au niveau de la plaie ou de la cicatrice, des douleurs lancinantes gagnant la région de la tête et du cœur. Le malade devient triste tout à coup, recherche la solitude et fuit ses semblables.

Les enfants qui ignorent le danger, n'en sont pas exempts; leur sommeil est agité, ils ont des rêves effrayants ; le jour, ils sont accablés de fatigue, tout travail leur est insupportable ; ils évitent leurs amis, leurs camarades pour se livrer tout entiers à leur tristesse.

Ceux qui ont conscience du danger dont ils sont menacés, ont sans cesse devant les yeux l'effrayant fantôme de la maladie prête à éclater ; tourmentés, anxieux, agités et tremblants, ils ne peuvent supporter le poids de la terreur qui les oppresse ; ils n'essayent même pas de chasser de leur esprit les sombres appréhensions qui les accablent ; sans cesse, la pensée du péril reparait et la mort se dresse devant eux menaçante, terrible, implacable !

L'activité musculaire s'exagère, le malade ne peut rester en place et il est tourmenté du *besoin de marcher*. Cette disposition au *vagabondage*, rappelle ce que l'on observe chez le chien. La marche, une sorte de marche forcée lui procure un réel soulagement. Cette période dure 5 à 6 jours.

Mais à cette tristesse, à cette mélancolie succède bientôt la période des spasmes et de l'excitation.

Un des premiers symptômes, celui qui ouvre la série, c'est le *trouble de la respiration*. Les malades accusent un sentiment d'oppression et de véritable anxiété. La respiration se fait par secousses, analogues à celles que nous éprouvons lorsque nous entrons brusquement dans un bain un peu froid. Alors apparaissent les spasmes du pharynx, de la gorge et du larynx qui constituent les signes spéciaux de la rage humaine.

Les spasmes se rapprochent, se rapprochent, et apparait le *véritable accès de rage*.

Un frisson violent s'empare de tous les muscles et se dévoile alors l'horreur de l'eau : l'hydrophobie ; tourmenté par une soif ardente, encouragé par les personnes qui l'entourent, le malade veut approcher de ses lèvres un vase rempli de liquide. Horreur ! avant que le contact n'ait lieu il repousse vivement le verre qu'on lui présente. Son visage exprime l'angoisse et la terreur, ses yeux sont fixes, ses traits contractés, ses membres tremblent, la respiration s'arrête, des sons rauques sortent de la gorge. La crise dure quelques secondes puis le calme reparait, mais pour un instant. Alors, si poussé par la soif qui le brûle, le malheureux veut renouveler sa tentative, les mêmes accidents se reproduisent avec une intensité croissante et le condamnent au supplice si énergiquement dépeint par Celse, quand il dit : « Mal épouvantable dans lequel le malheureux est tourmenté et par la soif et par la terreur de l'eau. »

La vue d'un vase brillant, d'une montre, le bruit de l'eau, le conseil de boire, la seule pensée des liquides : *sola imaginatio aquæ* suffisent à provoquer le spasme hydrophobique.

Vers le 2e ou 3e jour, apparait un autre symptôme : la *sputation* qui ajoute encore à l'effroi que les malades inspirent. La bouche se remplit d'une écume blanchâtre, mousseuse, qui est rejetée par un crachotement continuel.

En général, le malade évite avec soin de cracher sur les personnes qui l'entourent, il recommande même qu'on ne l'approche pas ; il craint pour ses parents le contact de ses lèvres, et il refuse souvent leurs derniers baisers.

Tous les sens sont dans un état d'éréthisme extrême. La lumière, les objets brillants, le moindre bruit, l'odeur la plus faible, le moindre courant d'air, le souffle des personnes qui sont là, suffisent souvent pour déterminer une nouvelle crise.

Les convulsions deviennent générales et plus fortes ; il survient de véritables accès de fureur. La voix sort rauque et convulsive ; elle simule les aboiements du chien, les hurlements du loup. Est-ce un animal ? est-ce un homme ?

On est glacé d'épouvante. Le malheureux se jette sur les objets qui l'entourent, les brise, les met en mille pièces, se jette la tête contre les murs comme pour la briser ; il se mord lui-même, s'enlevant avec les dents la chair de ses mains et de ses bras, se dévorant lui-même.

C'est souvent pendant la violence de ces accès, qui se répètent quatre à cinq fois, que le malheureux s'éteint brusquement, sans agonie, et tombe comme une masse.

Ces scènes de la dernière heure laissent une impression profonde, et il est impossible pour ceux qui y ont assisté d'en perdre le souvenir.

N'est-ce pas épouvantable ? Et que d'actions de grâces tacites n'adressez-vous pas en ce moment, du fond de votre âme, à l'homme de génie qui va nous délivrer de cet horrible cauchemar ! — Respirons un peu.

Je vous ai dit précédemment qu'on employait à tort le terme hydrophobie comme synonyme de la rage. L'horreur de l'eau est un symptôme seulement de la rage humaine, et l'on peut être hydrophobe sans être enragé, — témoins les ivrognes. — On retrouve l'hydrophobie dans beaucoup d'affections nerveuses, dans l'hystérie notamment, et je me rappelle avoir donné mes soins, il y a quelques années, à une jeune fille hystérique, qui eut bien devant moi trente à quarante accès d'hydrophobie. Elle est guérie aujourd'hui, mariée, et je ne sache pas qu'elle ait jamais mordu son mari.

De plus, et c'est le côté bizarre de la question, un individu mordu par un chien méchant, mais qu'il croit non enragé, peut devenir hydrophobe.

Je pourrais vous citer maint exemple, si j'en avais le temps.

Cela a donc passé dans le langage courant, et pour le public, *qui* est pris d'horreur de l'eau est un enragé. J'en connais beaucoup cependant qui ne boivent que de l'eau et qui n'en sont pas meilleurs pour cela. M. de Talleyrand le savait bien, et il refusait impitoyablement quiconque, pour se faire bien venir de lui ou pour se rendre intéressant, disait devant lui qu'il avait mal à l'estomac et ne buvait que de l'eau. Il était le précurseur de cette chanson gauloise que vous connaisez bien, et dont le refrain est, si je ne me trompe :

« Les buveurs d'eau sont des méchants,
C'est bien prouvé par le déluge. »

A ce sujet, laissez-moi vous raconter une anecdote que je tiens de feu M. Laboulaye, ancien professeur au Collège de France, et père de notre ambassadeur actuel en Portugal.

M. Laboulaye avait été piqué, comme bien d'autres, hélas! par la tarentule de la politique; et un jour qu'il se trouvait dans une de ces réunions publiques que vous connaissez et où le bon sens et la logique font constamment queue à la porte, il cherchait à exposer ses idées et ses théories politiques : c'étaient celles d'un brave homme d'abord et d'un libéral dans le bon sens du mot. Ces idées n'étaient pas, vous le comprenez sans peine, du goût de ses intelligents auditeurs ; aussi était-il interrompu à chaque instant par des cris, des lazzis, ou des interpellations dans le genre de celle-ci : « Rendez l'encrier, rendez l'encrier. » — Vous connaissez tous l'histoire de cet encrier. M. Laboulaye faisait tête à l'orage, essayant, mais en vain, de répondre, de riposter à ses adversaires; c'était peine perdue! Enfin, n'en pouvant plus, la gorge desséchée, il se verse un peu d'eau dans le verre traditionnel et le porte à ses lèvres. Aussitôt les cris redoublent. « Il boit, il boit ! hurle le peuple le plus spirituel de la terre, — il boit! » M. Laboulaye avale quelques gorgées, mais à la fin, impatienté, il frappe violemment de son verre contre la table; le choc du verre étonne l'assemblée qui se tait un instant. « Eh bien ! — s'écrie furieux M. Laboulaye, — je bois, oui, je bois, et cela ne prouve qu'une chose, c'est que je ne suis pas enragé comme vous. »

La même foule qui le huait un instant auparavant, se met à l'applaudir. Il va néanmoins sans dire que M. Laboulaye ne fut pas nommé député, pas même conseiller municipal.

Nous voici arrivés à la question du traitement. Si j'en avais le temps, je pourrais vous indiquer la série de tous les traitements empiriques employés contre la rage :

C'était, en première ligne, le pèlerinage de Saint-Hubert, dans les Ardennes, où le blessé touchait la clef d'or, l'étole et la châsse du saint.

C'était une omelette spéciale qu'il fallait manger et dont voici la formule, que vous ferez bien de ne pas livrer à votre cuisinière :

Poudre d'écailles de dessous d'huitres mâles, mélangée à quatre œufs que l'on bat avec de l'huile d'olives. Les uns ajoutaient de l'ail et du persil, d'autres ordonnaient de s'en abstenir.

Ce sont encore des harengs salés, de la queue de musaraigne, du crâne de pendu, de la fiente de certains animaux, du foie de chien enragé, du sang de jeune fille. C'était pour les délicats.

C'est le remède des curés Fayet et Lejoyant; c'est l'électuaire de Prusse; c'est l'inoculation du venin de la vipère, etc.....

Je n'en finirais pas avec toutes ces pratiques d'un autre temps et d'un autre âge. Parlons sérieusement :

Un homme vient d'être mordu par un chien enragé. Qu'y a-t-il à faire? Laver rapidement la plaie, à grande eau ou avec un liquide désinfectant, la cautériser *immédiatement*, je dis *immédiatement*, car demi-heure après c'est déjà trop tard, appliquer des ventouses ou pratiquer la succion sur la plaie et l'expédier à M. Pasteur.

Allons donc ensemble, si vous le voulez bien, chez M. Pasteur.

La semaine dernière seulement, je me décidais à faire devant vous cette conférence sur la rage. J'hésitais quelque peu, je craignais que ce sujet, tout d'actualité cependant, ne vous ennuyât. Quelques personnes bienveillantes levèrent mes dernières hésitations et voulurent bien me faire espérer que je trouverais grâce devant vous. — Vous m'y avez habitué d'ailleurs.

Comme je tenais à vous renseigner exactement sur l'état de la question, j'écrivis à M. Pasteur pour lui demander l'autorisation de venir dans son laboratoire. M. Pasteur fut assez aimable pour me faire dire que son laboratoire m'était ouvert et que j'y serais le bienvenu. Je partis donc pour Paris, il y a quelques jours seulement et je vous apporte aujourd'hui, comme à un public qu'on aime et qu'on respecte, le résultat de mes observations et de mon voyage.

J'aime à croire qu'aucun de vous qui me faites l'honneur de m'entendre, qu'aucun de vos proches, de vos enfants, Mesdames, ou des êtres qui vous sont chers, ne sera jamais mordu par un chien enragé; mais si ce malheur arrivait, je suis bien aise de pouvoir vous le dire ici, je serai heureux de me mettre à votre disposition pour vous donner les conseils nécessaires en pareille occurrence et de vous recommander soit à M. Pasteur, soit au Dr Grancher, à M. Wasserzüg, soit aux divers préparateurs du laboratoire, avec qui, pendant les deux jours que j'y suis resté, j'ai pu, avec profit, faire connaissance et nouer des relations aussi utiles qu'agréables.

Il serait trop long de vous indiquer ici la série des grandes découvertes de M. Pasteur, découvertes qui, comme les grains d'un collier, s'enchaînent toutes les unes aux autres; découvertes qui ne sont pas près de s'éteindre, car l'une en amène une autre, et ce n'est pas fini. J'ai la foi la plus robuste en cet homme de génie et je suis convaincu que lui ou ses successeurs finiront par découvrir le remède de toutes les maladies contagieuses et virulentes. Mères de l'avenir, vous ne pleurerez plus sur ces enfants que la diphthérie, l'affreux croup, que la tuberculose, la phthisie aux doigts crochus a enlevés par masses, — moisson funèbre, — à celles qui vous ont précédées dans la vie.

« Ce n'est là qu'un commencement, disait M. Bouley à l'Académie des sciences; une doctrine nouvelle s'ouvre pour la médecine, et cette doctrine m'apparait puissante et lumineuse. Un grand avenir se prépare; je l'attends avec la confiance d'un croyant et le zèle d'un enthousiaste. »

Ce qui caractérise surtout les découvertes de M. Pasteur, c'est leur extrême simplicité, c'est leur probité et leur honnêteté scientifique. Avant tout, M. Pasteur est un honnête homme, et quand il vient affirmer un fait du haut de la tribune académique, c'est qu'il en est sûr, c'est qu'il a vu, qu'il a touché, qu'il a deviné, qu'il a expérimenté, en un mot.

Tout ce qu'il a dit et affirmé, jusqu'à ce jour, s'est vérifié; ses adversaires le savent bien, et chaque fois qu'ils ont voulu combattre ses expériences, ils ont été publiquement confondus.

Il est, du reste, terrible pour eux, surtout quand il a affaire à des hommes de mauvaise foi. Kock, l'Allemand, en sait quelque chose. Un membre de l'Académie de médecine, dont je pourrais vous citer le nom, de bonne foi d'ailleurs, disait un jour, avant la séance, à un de ses collègues : « Vous allez voir, mon cher collègue, comme je vais aujourd'hui étrangler M. Pasteur. » — « Prenez garde, lui répondit l'autre, que vous ne soyez étranglé vous-même. » Et c'est ce qui arriva, au figuré, bien entendu.

Le nom de Pasteur est attaché d'une façon éternelle à la question de la génération spontanée, à l'étude et à la découverte du microbe du charbon, de la septicémie, du choléra des poules, du rouget du porc, de la maladie des vers à soie, de la fabrication et de la conservation des vins, de la bière et du vinaigre, etc......

C'est lui qui a découvert le microbe ou le virus de ces diverses maladies contagieuses et parasitaires; c'est lui qui les a isolés, démontrés au microscope, qui les a cultivés, comme un jardinier cultive des fleurs ou des légumes; c'est lui qui, après en avoir démontré la virulence, a pu, par des cultures successives, la reproduire éternellement, l'atténuer ou l'anéantir, la faire revivre à sa fantaisie. On peut donc le considérer comme le père de la théorie microbienne, le créateur de la méthode de la culture des virus, de leur atténuation successive qu'il emploie alors à titre de vaccin pour préserver l'homme ou les animaux de maladies considérées jusqu'à ce jour comme mortelles.

C'est ainsi qu'il est parvenu à préserver nos bestiaux du charbon, nos animaux de basse-cour du rouget et du choléra, nos vers à soie d'une maladie qui menaçait d'éteindre une industrie nationale, à enrichir nos brasseurs et nos fabricants, et tout cela pour rien, donnant en plein XIXe siècle, lui pauvre, le spectacle unique au monde : d'un homme qui travaille pour la gloire!

Travailler pour la gloire! Les Américains et les Anglais n'en peuvent pas revenir. Aussi l'un d'eux, dont je ne me rappelle plus le nom, ne disait-il pas récemment que M. Pasteur, en exploitant ses découvertes, aurait pu payer la rançon de la France à la Prusse.

Aussi n'est-ce pas sans émotion que l'autre jour, j'ai serré la main que me tendait ce grand homme, mains que couvrent de baisers chaque jour les malheureux qu'il arrache à une mort horrible.

Mais revenons à notre sujet, savoir le traitement prophylactique de la rage après morsure.

Quand M. Pasteur a commencé ses expériences sur la rage, qui datent déjà de 1882, il prenait, il cueillait pour ainsi dire le virus rabique dans la gueule des chiens enragés, pour le porter de là par inoculation sur d'autres chiens, et ce n'était pas chose commode. En voulez-vous la preuve? Un jour, un vétérinaire télégraphie à M. Pasteur : « Deux bouledogues en plein accès, venez. » M. Pasteur partit emportant six lapins dans un panier. Un des chiens, un énorme bouledogue hurlait, écumait dans sa cage, dit M. Valery-Radot, son gendre qui l'accompagnait. On lui tendit une barre de fer, il se jeta sur elle, et on eut grand'peine à la retirer de ses crocs ensanglantés. On approcha alors un des lapins de la cage et on fit passer à travers les barreaux l'oreille pendante du lapin effaré. Mais malgré les excitations, le chien se rejeta dans le fond de sa cage et refusa de mordre.

« Il nous faut cependant, dit M. Pasteur, inoculer les lapins avec cette bave. »

Deux garçons prirent une corde à nœud coulant et la jetèrent au chien comme on jette un lacet. Le chien fut pris et ramené sur le bord de la cage. On s'en empara, on lui lia la mâchoire, et le chien, étouffant de colère, les yeux injectés de sang, le corps secoué d'un spasme furieux, fut étendu sur une table et maintenu immobile, pendant que M. Pasteur penché à la distance d'un doigt sur cette tête écumante, aspirait, à l'aide d'un tube effilé, quelques gouttes de bave. C'est dans ce sous-sol de vétérinaire et à la vue de ce tête-à-tête formidable que M. Pasteur m'est apparu le plus grand (1).

Il y a certainement parmi vous, Messieurs, des hommes courageux; y en aurait-il beaucoup qui en feraient autant?

M. Pasteur se servait donc d'abord de la bave virulente du chien pour transmettre par inoculation la rage à d'autres chiens. Mais ce procédé n'était pas pratique, comme vous venez de le voir, de plus, ce n'est point dans la bave qu'on trouve le summum de la virulence, mais bien dans le système nerveux : cerveau, bulbe et moëlle épinière; il prit donc un peu de cette substance cérébrale et l'inocula par trépanation dans le cerveau d'autres chiens. Par ce mode de procéder, fatalement au bout de quatorze à quinze jours, le chien inoculé devenait enragé. Il prit enfin de ce tissu nerveux rabique du chien et l'inocula par le même procédé à des lapins. Au bout de quinze jours d'abord, puis au bout de sept jours en inoculant de lapin à lapin, par le moyen que je vous indiquerai, il arriva mathématiquement, à heure précise, à produire la rage chez le lapin. Un nouveau, un 3e, un 4e lapin..... un 100e lapin inoculé avec une moëlle rabique fraîche, au summum de la virulence, contractait et contracte toujours la rage après six jours pleins. Aussi aujourd'hui, M. Pasteur ne se sert plus que des lapins qui eux ne mordent pas, les pauvres animaux, tandis que les chiens et les cochons d'Inde se défendent à belles dents et risquent de transmettre la rage à l'opérateur.

Voici en quoi consiste l'expérience de la trépanation, dont je vous parlais

(1) Histoire d'un savant par un ignorant.

tout à l'heure. — Un lapin vient de mourir de la rage. Quelques heures après on lui enlève délicatement son cerveau et sa moëlle épinière. On prend un peu du bulbe rachidien où paraît se concentrer spécialement le virus ; on le délaye dans du bouillon de culture, qui n'est pas autre chose que du bouillon de veau stérilisé, on endort un lapin neuf sur une planchette où on l'attache. Une fois le sommeil chloroformique survenu, on lui incise le sommet de la tête, puis on applique sur le crâne une couronne de trépan, avec laquelle on enlève une petite rondelle d'os — tout cela sans que le lapin souffre, rassurez-vous — puis au moyen d'une seringue de Pravaz on injecte, entre l'os et le cerveau, une ou deux gouttes de cette moëlle rabique délayée ; on recoud délicatement la plaie et Jean Lapin se réveille comme si rien ne s'était passé et se met à brouter. Au septième jour, heure pour heure, il est pris à son tour de la rage et peut la communiquer comme le précédent avec une constance identique de virulence.

Mais si vous prenez cette moëlle dont une parcelle vous a servi à inoculer la rage mortelle et que vous la suspendiez dans un flacon sec et en contact avec l'air par l'intermédiaire de ce bouchon de ouate qui empêche les germes ou microbes atmosphériques de passer, cette moëlle va perdre de sa virulence ; si bien qu'après quatorze ou quinze jours, inoculée, elle ne donne plus la rage ; mais elle la donne très-bien après cinq jours, après six jours, et quelquefois après sept ou huit jours.

On fait donc descendre l'échelle à la virulence, qui finit par se perdre. C'est là le *nœud pratique et scientifique* de la méthode. Le virus atténué de la rage constituait donc, d'après les précédentes expériences du virus-vaccin du charbon, un vaccin, un préservatif de la rage. Il s'agissait de le démontrer.

La première série d'expériences porta sur les chiens, chiens non mordus. On leur fit subir l'inoculation préventive du virus atténué puis porté au summum de la virulence. Puis on les fit mordre par des chiens enragés ou on leur inocula une portion de moëlle très-virulente, et aucun ne contracta la rage.

Voilà un premier point.

On retourna la proposition, et M. Pasteur fit mordre d'abord par un chien enragé ; il inocula la rage canine à des chiens vierges de toute inoculation préventive, puis il leur inocula son virus-vaccin à dose virulente progressive. Ces chiens ne contractèrent pas la rage.

Ces faits, contrôlés maintes fois, furent annoncés à l'Académie des sciences et de médecine. Il était donc permis de penser qu'on avait trouvé un vaccin préservatif de la rage, mais ce vaccin n'avait donné des résultats probants que pour le chien ; il fallait en démontrer l'efficacité pour l'homme.

C'est alors que le 6 juillet dernier, se présenta dans son laboratoire un jeune Alsacien, Joseph Meister, dont le nom appartient désormais à l'histoire. Meister, âgé de neuf ans, avait été mordu, le 4 juillet, par un chien enragé, et mordu cruellement.

Ce même jour, 6 juillet, il y avait séance à l'Académie des sciences. Là, M. Pasteur y vit M. Vulpian à qui il raconta ce qui venait de se passer.

MM. Vulpian et Grancher vinrent visiter le blessé qui n'avait pas moins de quatorze morsures.

De l'avis de ces messieurs, Joseph Meister était exposé presque fatalement à prendre la rage. M. Pasteur communiqua alors à ces deux médecins les résultats nouveaux obtenus dans la prophylaxie de la rage chez le chien. C'est alors que se fit entre ces trois hommes une consultation où présidèrent la clairvoyance et plus encore le courage scientifique, qui levèrent les hésitations bien naturelles de M. Pasteur, et lui firent porter résolûment l'expérimentation de l'animal à l'homme.

« Je me décidai, non sans de vives et cruelles inquiétudes, dit M. Pasteur, à tenter sur Joseph Meister la méthode qui m'avait constamment réussi sur des chiens, même après morsure. »

C'est le véritable moment psychologique de la nouvelle méthode; et tous ceux qui ont suivi d'un peu près ces expériences, savent bien par quelles transes, je dirais même par quelles angoisses ont passé dans les vingt premiers jours des inoculations et M. Pasteur et MM. Vulpian et Grancher qui partageaient en quelque sorte la responsabilité de M. Pasteur.

En conséquence, le 6 juillet, à huit heures du soir, soixante heures après les morsures du 4 juillet, on inocula, sous un pli fait à la peau de l'hypocondre droit du petit Meister, une demi-seringue Pravaz d'une moelle de lapin mort rabique, le 21 juin, et conservée depuis lors en flacon à air sec, c'est-à-dire depuis 15 jours.

Les jours suivants, des inoculations nouvelles furent faites, toujours aux hypocondres; on porta à 13 le nombre des inoculations et à 10 le nombre des jours de traitement. Mais un plus petit nombre d'inoculations est suffisant. Cela a été reconnu depuis.

Avec les diverses moelles employées, on inocula par trépanation deux lapins neufs, afin de suivre les états de virulence de ces moelles.

L'observation de ces lapins permet de constater que les moelles des 6, 7, 8, 9, 10 juillet n'étaient pas virulentes. Les moelles des 11, 12, 14, 15, 16 juillet furent toutes virulentes. La rage se déclara après 7 jours d'inoculation sur les lapins des 15 et 16 juillet; après 8 jours sur ceux du 12 et du 14, après 15 jours sur ceux du 11 juillet.

Dans les derniers jours, M. Pasteur avait donc inoculé à Joseph Meister, le virus rabique le plus virulent, celui du chien, renforcé par une foule de passages de lapins à lapins, virus qui donne la rage à ces animaux après 7 jour d'inoculation, après 8 ou 10 jours aux chiens.

Lorsque l'état d'immunité est atteint, — cela a été constaté expérimentalement chez les chiens, — on peut, sans inconvénient, inoculer le virus le plus virulent et en quantité quelconque. Il a toujours paru que cela n'avait d'autre effet que de consolider l'état réfractaire à la rage.

Joseph Meister a donc échappé, non-seulement à la rage que ses morsures auraient pu développer, mais à celle qu'on lui a inoculée pour contrôle de l'immunité due au traitement, rage plus virulente que celle du chien des rues.

L'inoculation finale très-virulente a l'avantage de limiter la durée des appréhensions qu'on peut avoir sur la suite des morsures. Si la rage pouvait éclater, elle se déclarerait plus vite par un virus plus virulent que par celui des morsures.

Voilà maintenant plus de huit mois que le premier mordu a été inoculé et rien n'est survenu.

Mais suivons M. Pasteur dans sa seconde communication à l'Académie, faite au commencement de mars.

Le 14 octobre, un jeune berger, du nom de Jupille, mordu grièvement par un chien enragé, était inoculé au laboratoire de M. Pasteur. C'était son second malade.

Depuis cette époque, 385 individus mordus par des chiens enragés, d'âges et de nationalités divers, se sont présentés au laboratoire de la rue d'Ulm. Le chiffre en est considérable et n'a pas laissé que d'étonner un peu. C'est que la rage n'est pas aussi rare qu'on a bien voulu le dire. Aussi longtemps qu'elle a été jugée incurable, on cherchait à éloigner de l'aspect des malades le nom même de cette maladie. Une personne était-elle mordue, chacun s'empressait, sur un mot d'ordre, à déclarer que le chien n'était pas enragé, malgré le rapport du vétérinaire ou du médecin certifiant le contraire; et le plus grand silence était recommandé sur l'accident.

Depuis, 550 individus mordus par des animaux enragés, individus appartenant à tous les pays, à toutes les contrées de la terre, sont venus au laboratoire de la rue d'Ulm, pour s'y faire vacciner. Aucun n'a contracté la rage, sauf Louise Pelletier, inoculée seulement au 37e jour de la morsure, et où l'insuccès était prévu.

Si nous prenons la durée moyenne de l'incubation de la rage, qui est de 40 à 60 jours, nous pouvons donc considérer les 200 ou 300 premiers inoculés comme hors de danger. Il est probable qu'il en sera de même des autres; — il est probable, dis-je, car il n'y a que le temps qui puisse nous donner une certitude absolue sur la valeur de la méthode. M. Pasteur en convient lui-même.

La physionomie du laboratoire de la rue d'Ulm a été décrite bien souvent dans les journaux; néanmoins, laissez-moi vous communiquer aussi mes impressions. — Chacun juge à sa manière.

Tous les jours, à 11 heures, arrive la foule des personnes mordues, de 70 à 100. Les nouveaux-venus sont présentés à M. Pasteur qui les interroge, les examine, leur demande soit une lettre du médecin, soit un certificat du vétérinaire. C'est ainsi que j'ai vu, pendant les deux jours que j'ai suivi les expériences, se présenter une petite fille de Saint-Chamond, deux enfants de Châtellerault et sept Basques mordus par le même chien. Il y a toujours le côté comique. Pendant que je causais avec M. Pasteur, arrive un paysan portant, comme nos voisins de la Baraque ou d'Orcines, ce petit havre-sac de chasse sur le dos, quand ils vont à la ville. — C'est-y vous qui êtes M. Pasteur? dit le paysan. — Oui, c'est moi, mon ami, que désirez-vous?... Eh ben, Monsieur, mon chien est malade, et je viens vous demander s'il faut vous l'amener ou si vous préférez venir le voir. M. Pasteur eut assez de peine à faire comprendre à l'homme qu'il ne s'occupait que des hommes mordus par les chiens et non des chiens eux-mêmes. — Le paysan se retira tout penaud.

Mais onze heures sonnent; le professeur Grancher est arrivé. Alors on dispose sur sa table une série de dix petits verres à pied, recouverts de papier-filtre dans lesquels son aide de confiance, le propre neveu de M. Pasteur, a dilué les moëlles rabiques dans du bouillon stérilisé. Des petites seringues Pravaz, préalablement passées à l'eau bouillante, sont prêtes. Les verres portent les numéros suivants 1 jusqu'à 10, et renferment, l'un, le nº 1, une dilution de moëlle rabique de 14 jours de date, le nº 2 une dilution de 13 jours, le nº 3 une dilution de 12 jours, et enfin, le nº 10, une dilution de 5 jours de date. On ne fait plus d'injection avec du virus d'un et de deux jours de date. M. Pasteur trouve que la moëlle du 5e jour est suffisamment virulente. Il n'y a que Meister et Jupille qui aient été inoculés avec du virus rabique du 1er jour.

On procède alors à l'appel des blessés. La 1re série est composée des nouveaux-venus. A ceux-là, on leur fait l'inoculation d'une pleine seringue Pravaz de virus rabique datant de 14 jours; à la 2e série, une inoculation de virus rabique datant de 13 jours, et ainsi de suite jusqu'à la 10e série, à qui on fait la dernière inoculation d'un virus de 5 jours de date.

Le traitement dure donc dix jours; après cela, M. Pasteur leur donne congé.

C'est aux hypocondres qu'on fait l'injection. Il faut donc se découvrir un peu le flanc pour permettre à l'opérateur de faire l'injection. Alors il se passe quelques petites scènes intimes qui dénotent le caractère, l'éducation et la nationalité des personnes mordues. Généralement, les hommes sont ridicules. J'en ai vu un, l'autre jour, qui est bien resté cinq minutes, en faisant des grimaces, pour retirer un peu de sa chemise. Les Russes dont voici le portrait, Russes mordus par un loup, sont calmes, placides, respectueusement soumis; ils craignent la douleur. Le gamin de Paris, le Gavroche, fait le loustic; il a l'air de se moquer de l'opérateur; il affecte d'être courageux; c'est un bravache qui a l'air de dire: Allez, allez, je me moque pas mal de votre injection. J'ai vu passer des petits gars béarnais, solides gaillards, bien charpentés, dont la peau de l'abdomen était aussi bistrée que la figure. On voyait que ces corps avaient été caressés par le bon soleil du Midi. Et les femmes!... par quels artifices de toilette, artifices inaperçus, ne passent-elles pas? Il y en a de tous les pays et on les reconnaît bien à leur manière de procéder: la Parisienne, pour laisser passer l'instrument perforateur, se découvre largement, la Provinciale un peu et l'Anglaise pas du tout. Ce sont elles qui donnent le plus de mal.

C'est M. Pasteur lui-même, sur le pas de la porte de son cabinet, qui fait l'appel. Il n'a jamais confié ce soin à d'autres et je le comprends. Vous rappelez-vous avoir vu au musée du Luxembourg, ce fameux tableau intitulé: l'*Appel des condamnés;* c'est une scène de la Terreur. Là, dans une salle de la Conciergerie, sont entassés, pêle-mêle, une foule de malheureux condamnés par le tribunal révolutionnaire. Un geôlier, à face sinistre, se tient debout vers la porte, une liste à la main. L'anxiété, l'angoisse, la frayeur se lisent sur ces visages déjà décomposés; chacun attend son tour, morne et silencieux, et, malgré moi, je faisais la comparaison. Là aussi, rue d'Ulm, se tient sur la porte un homme, la tête coiffée d'une petite calotte en drap gris, une liste à la main; mais l'un, l'infâme geôlier, appelle à la mort, l'autre, M. Pasteur, appelle à la vie.

Mais, à tout cela, il fallait une consécration. L'Institut de France vient de la donner, en décidant la fondation d'un établissement vaccinal contre la rage.

Cet Institut, qui portera le nom de Pasteur, ne servira pas seulement aux vaccinations rabiques, mais encore à l'étude et à la guérison des maladies terribles qui déciment encore le genre humain. L'œuvre est magnifique, et c'est à nous de nous y associer. Je vous le demande à vous, Mesdames, à vous, Messieurs et aux représentants de la presse qui me font l'honneur de m'écouter, au nom de la science, au nom de la France. Déjà près de 500,000 francs sont recueillis et chacun voudra contribuer au succès de cette souscription en versant son obole; si modique qu'elle soit, elle sera la bienvenue.

Savez-vous si vous ou les vôtres n'en aurez pas besoin? *Hodiè mihi, cras tibi!* et il serait malséant, il serait cruel d'imposer à M. Pasteur de plus longs sacrifices de temps et d'argent.

Voilà donc le traitement prophylactique de la rage, dans toute sa simplicité. Mais comment expliquer l'action préservatrice du vaccin rabique? Comment se fait-il qu'un individu mordu par un animal enragé soit préservé de la rage par ce même vaccin qui, inoculé le premier jour, peut lui-même donner la rage?

M. Pasteur fait une hypothèse satisfaisante pour l'esprit; il pense que le vaccin, en se cultivant dans le corps lui-même, enlève aux globules du sang certains principes nécessaires à la vie et au développement du virus mortel qui, ne les trouvant pas, ne peut plus pulluler (et puis l'un, le virus du chien, prend la diligence, le virus-vaccin le chemin de fer).

Mais c'est une hypothèse. On ne sait pas comment agit le vaccin rabique pas plus que le vaccin jennérien.

Dans la découverte française, c'est le virus mortel lui-même qui sert de point de départ au vaccin. C'est la main de l'homme qui fait le vaccin, et ce vaccin peut être préparé par un artifice de laboratoire, de manière à suffire à tous les besoins.

Jenner avait fait une rencontre de génie. M. Pasteur a trouvé une méthode de génie.

Et maintenant, Messieurs, que dire de tout cela? N'est-ce pas vraiment simple et merveilleux? et n'est-on pas fier de compter comme compatriote cet homme qui seul en ce moment, seul avec M. de Lesseps, cet autre grand Français, porte au loin la gloire et le renom de notre pays! Et de ce que je vous dis, j'en ai été le témoin l'an passé, à Edimbourg où se trouvaient réunis les savants de toutes les contrées du globe.

Chaque fois que le nom de Pasteur était prononcé, chaque fois qu'il apparaissait, c'étaient des hurrahs frénétiques, des enthousiasmes sans fin, des ovations chaleureuses qui, comme une pluie de gloire, retombait sur la France.

Quand un pays produit de tels hommes, son rôle, quoi qu'on en dise, n'est pas près de finir en ce monde et il doit briller d'un nouvel éclat. Attendons ce jour trois fois heureux, et à la fin de cette conférence, saluons notre compatriote de cette formule qui n'aura jamais été employée aussi justement et déclarons tous, debout, que M. Pasteur a bien mérité de la Patrie et de l'humanité.

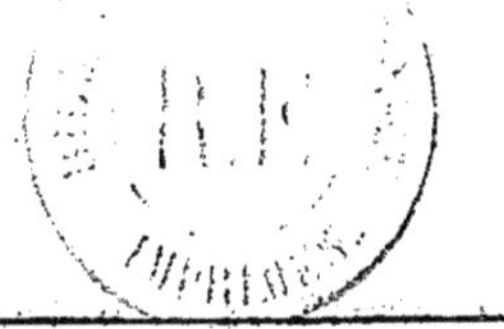

Clermont-Ferrand, imprimerie MONT-LOUIS, rue Barbançon, 2.

www.ingramcontent.com/pod-product-compliance
Ingram Content Group UK Ltd.
Pitfield, Milton Keynes, MK11 3LW, UK
UKHW022205190726
13855UKWH00004B/1629